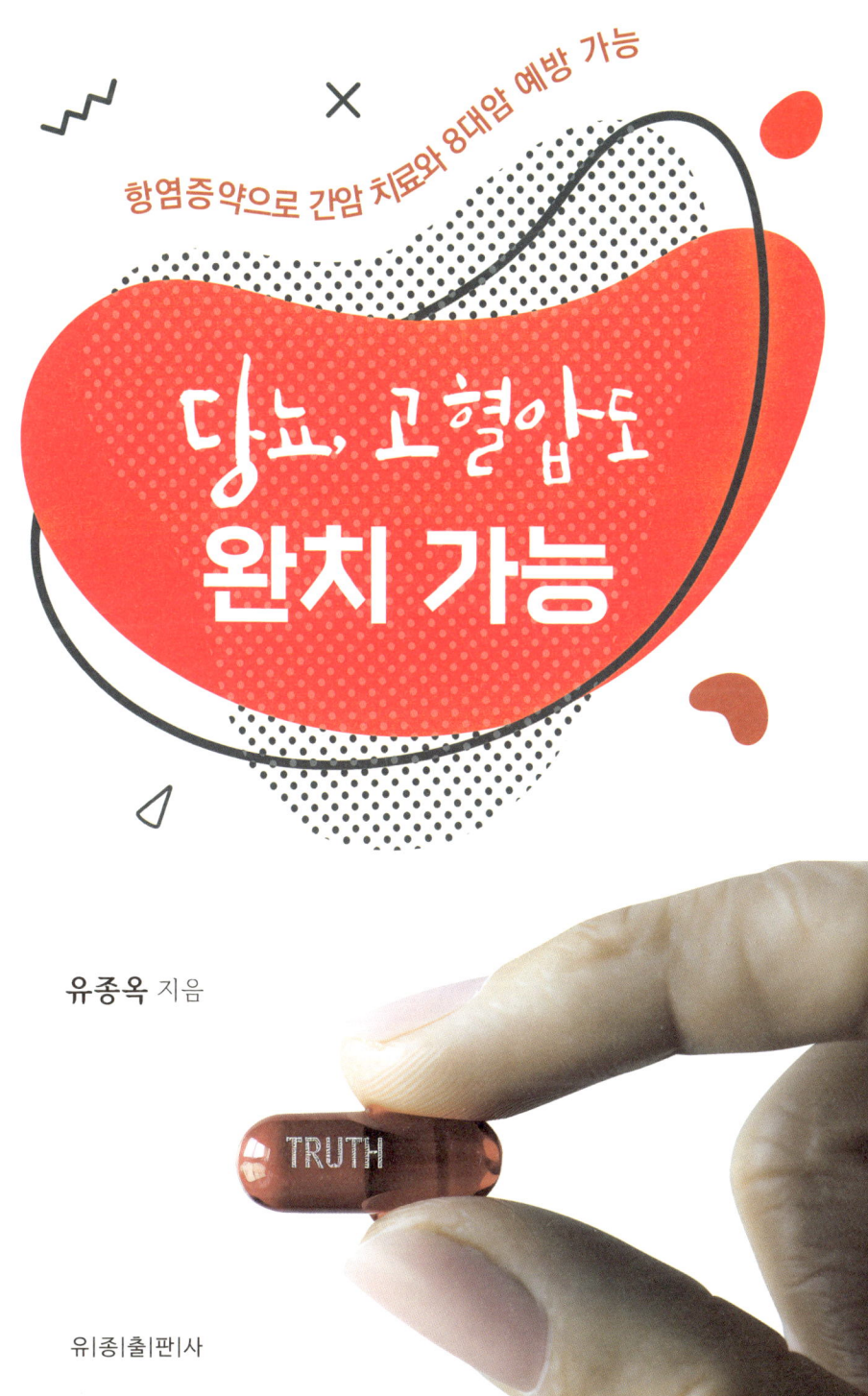

들어가는 글

만성질환 치료, 암 치료와 예방의 새로운 접근법: 염증치료

염증반응이란 우리 몸 열려 있는 곳으로 침투하는 외부 침입자들과 싸우면서 일어나는 사건입니다. 이는 불가피하기에 우리가 말하는 소위 노화라고 볼 수 있습니다. 결국 태어나면서부터 줄곧 염증반응을 거쳐 죽음에 이르게 되는 것입니다.

연쇄상구균이라는 균이 폐렴을 일으키고 페스트균이 유럽 전역을 덮어 수많은 이들이 죽음을 맞았던 일을 기억할 것입니다. 또 불과 4년 전인 2021년에 유행했던 코로나 바이러스로 많은 생명이 죽어갔던 일도 우리 세대에 있었습니다.

이 코로나 팬데믹을 겪으면서 염증 치료를 정성들여 하였더니 고혈압이 정상으로 돌아오는 환자들이 있고, 당뇨가 완치되는 증례도 있었습니다. 또한 빈혈로 수십 년 고통받았던 환자가 염증 치료 후 정상회복한 증례가 있어, 차츰 염증 치료에 관심을 두고 집중한 결과물을 이처럼 작은 책자를 통해 보고하게 되었습니다.

차 례

- 들어가는 글 _
  만성질환 치료, 암 예방의 새로운 접근법: 염증치료 _ 3
- 총론 _ 6

- 증례
  1. 고혈압 완치 증례 _ 11
  2. 당뇨 완치 증례 _ 13
  3. 후두결절 증례 _ 16
  4. 빈혈 완치 증례 _ 18
  5. 통풍 완치 증례 _ 24
  6. 혈소판 감소/증가 완치 증례 _ 28
  7. 콩팥(신)기능 저하 완치 증례 _ 31
  8. 암표지자 상승 시 염증 치료 후 정상화 증례 _ 34
  9. 코로나바이러스는 왜 생겼을까? _ 44

- 나가는 글 _ 이제부터 시작이다 _ 46
- 참고서적 _ 47

총론

염증이란 무엇인가?

염증반응은 열려있는 입구, 즉 호흡기관(코), 소화기관(입), 항문, 요도입구, 생식기로 외부 침입자(바이러스, 세균, 기생충, 플라즈마, 마이코박테리아 등)가 들어올 때 우리 몸 안 혈액 속에 있는 T세포와 면역글로불린이 군대의 역할을 하면서 이들 외부 침입자와 싸우면서 나타나는 결과입니다. 그래서 열려있는 곳에서는 염증 반응이 불가피합니다.

그러면 열려 있는 곳이란 어디일까요? 우선 얼굴에는 코, 목구멍, 입, 귀, 눈이 있습니다. 그리고 피부에는 땀구멍이 있죠. 목구멍을 통해서 식도를 경유하여 위와 장으로 연결됩니다. 복부의 배꼽도 있습니다. 또 요도 입구, 여성의 생식기 입구, 항문 등이 존재합니다.

그렇다면 이들 입구로 들어온 외부 침입자를 무찌르는 군대는 어디에 주둔하고 있을까요? 바로 혈액과 흉선인데, 흉선은 서서히 퇴화됩니다. 혈액에 있는 면역글로블린과 흉선에서 자극하는 T 세포(T lymphocyte)가 침입자들과 대적하는 것입니다. 이것이 바로 염증 반응입니다.

    코를 통하여 바이러스, 세균 등 외부 침입자가 들어오면 코와 연결된 관을 통하여 부비동에 쌓이게 되는데, 이것이 부비동염입니다. 코 주위의 얼굴에는 8개의 공간(양 볼에 상악동, 머리 안에 접형동, 눈 뒤에 사골동, 이마 앞에 전두동)이 있는데, 이곳에 점액(mucous)이 모여있다가 찬 공기에 노출되어 활성화되면 녹아서 잠을 자는 8시간 동안 목에 도달하고 기관지까지 가서 가래로 쌓이게 되고, 결국 기관지 폐렴이 되어 산소 부족으로 죽음에 이르게 됩니다. 결론적으로 외부 침입자들에 의한 염증이 쌓여서 사망에 이르게 되는데, 이것 역시 노화현상의 일종입니다. 그리고 어느 장기에 염증이 쌓이면 암 표지자가 증가하는 것으로 나타나게 됩니다.

    외부 침입자를 없애는 약제로 항생제, 항바이러스제, 기생충에, 곰팡이 약 등이 있습니다. 외부 침입자들을 없앰으로써 우리 몸 안의 군대 역할을 하는 면역 글로불린들이 재정비되어 염증 진행을 더디게 합니다.

기생충 치료로 암을 치료할 수 있는가?

    치료할 수 있습니다. 간암, 췌장암, 대장암 표지자 상승했을 때 기생충 약과 항생제를 투여하면 정상 수치로 돌아오는 임상증례가 있습니다. 즉, 암 표지자를 검사하여 상승한 장기에 따라 적절한 치료를 한다면 충분히 치료할 수 있습니다.

암을 예방하는 방법이 있는가?

예방할 수 있습니다. 외부 침입자들에 의하여 염증이 쌓이게 되면 그것은 암 표지자가 증가하는 것으로 나타납니다. 즉, 암 표지자를 검사하여 높은 수치를 보이는 장기에 표적으로 염증 치료를 하게 되면 암 표지자가 정상화되면서 암을 예방할 수 있습니다. 하지만 치료 후에도 다시 반복적으로 표지자가 상승할 수 있으므로 주기적으로 검사를 하여 표지자를 정상화하는 것이 암을 예방하는 방법입니다.

고혈압, 당뇨 같은 만성질환이 완치될 수 있는가?

흔히 평생 약을 먹어야 한다고 알려진 만성질환들도 완치될 수 있습니다. 문제가 있는 장기에 맞는 염증 치료를 하면 완치가 됩니다. 예를 들어 2년 동안 당뇨를 앓았던 환자가 염증 치료를 6개월간 지속한 후 당뇨약을 끊을 수 있었습니다. 이 환자는 2개월마다 당화혈색소 수치를 검사하여 6%가 넘으면 염증 치료를 통해 5.5% 이하로 낮추는 과정을 반복하고 있습니다.

신장이 나빠지면 치료할 수 없는가?

아니요, 가능합니다. 급성신부전의 경우 치료가 가능하므로, 신장 기능이 나빠진다면 연쇄상구균 신우신염과 기생충 염증 치료를 하여 신기능이 정상화되는 것을 확인해야 합니다. 만성신부전과 투

석 치료를 하는 환자들의 경우 아직은 치료 증례가 없습니다. 하지만 발이 퉁퉁 부어 내원한 환자의 간 기능과 콩팥 기능이 동시에 나빠서 우선 간 염증약을 처방하였고, 이를 통해 콩팥 기능이 정상으로 회복된 증례는 있습니다. 따라서 콩팥 기능이 떨어졌을 때 만성 신부전이 되기 전에 간 염증약을 반드시 시도해 보면 좋겠습니다. 콩팥 기능이 나쁜 환자들은 꼭 염증약을 조기에 복용하여 만성 신부전으로 진행되는 것을 막아야 합니다.

항생제를 먹으면 해로운가?

그렇지 않습니다. 항생제는 세균에 의한 감염을 치료하고 염증을 예방하는 데 매우 중요한 역할을 하는 약물입니다. 장기에 자주 생기는 세균, 바이러스 중심으로 항생제를 처방하면 증상을 빠르게 완화하며 염증의 원인을 제거할 수 있습니다.

항생제 내성이 생기면 치료할 수 없는가?

그렇지 않습니다. 내성이 생긴 항생제의 내성을 없애는 방법이 있습니다. 한 번 먹기 시작하면 적어도 3일은 계속해서 먹고, 항생제 복용 주기를 한두 시간 빠르게 함으로써 내성균을 없앨 수 있습니다. 예를 들어 3번 먹는 8시간 주기의 항생제인 경우 내성이 생겼다면, 하루만 6시간 간격으로 4번 먹으면 내성을 없앨 수 있었습니다.

비타민 D가 중요한가?

비타민 D는 건강 유지와 불면증, 공황장애, 우울증에 매우 중요한 영양소입니다. 일반적으로는 균형 잡힌 식사와 햇빛 노출을 통해 적정 수치를 유지할 수 있으리라 생각하지만, 한국인의 평균 혈중 비타민 D 수치는 약 16.1ng/mL로, 정상 범위(30~100ng/mL)에 미치지 못하는 수준입니다. 즉, 일상적인 생활로는 충분한 비타민 D를 흡수하기 어렵습니다. 그리고 염증이 있으면 비타민 D 수치가 감소하기 때문에 보충제를 복용해도 수치가 상승하지 않으므로 반드시 염증 치료를 병행해야 비타민 D 수치를 원하는 수준으로 유지할 수 있습니다.

최근에는 혈중 비타민 D 수치를 80ng/mL 이상으로 유지하는 것이 사망률이나 질병 발병률을 낮춘다는 연구 결과도 있습니다. 그러므로 목표치에 빠르게 도달하기 위해서 먼저 주사제 치료와 경구약을 동시에 진행하고 100에 도달하면 유지 요법으로 주사제를 3개월 간격으로 유지하면서 보충제를 계속 복용하는 것이 좋습니다. 실제로 비타민 D 주사와 경구 복용을 게을리하니 불면증이 악화하였다가 다시 비타민 D 주사와 경구 복용을 시작하니 충분한 수면이 가능했던 증례도 있습이다.

증례

고혈압 완치 증례

고혈압의 원인은 호흡기 염증(알레르기 천식, 알레르기 비염, 부비동염)과 간염증, 담낭염증, 췌장염증, 심장병(부정맥등 기타 심장 질환(심근경색 포함))등 여러가지가 있을 수 있으므로 폐기능, 심전도와 혈액 염증 검사, 혈액 암표지자 검사를 하여 이상 소견이 보이는 염증 질환들을 치료하면 혈압이 정상으로 돌아옵니다. 염증 정도에 따라 염증 약을 먹는 시기가 환자마다 각각 다릅니다.

일례로 기관지 천식 환자들의 경우에 항생제와 기관지 확장제로서 혈압이 정상으로 돌아오는 증례가 있습니다.

알콜을 많이 마시는 환자들의 경우에 간염증 치료와 췌장염증 치료를 함으로써 혈압이 정상으로 돌아오는 증례도 있습니다.

아래의 신하○ 환자의 경우 전혀 술을 마시지 않지만 혈액 염증 검사상 만성췌장염 진단 하에 췌장 염증약을 6~9개월 먹고 나니 혈압이 정상으로 돌아왔습니다.

진료실에서 실제로 췌장염증이 있는 사람들을 만났지만 부종 치료제인 이뇨제만 처방받기를 원하여 포기한 사람들도 있습니다.

　사실 부종의 원인이 췌장염증이었다는 것을 알려주어도 염증약 먹기를 거부하여 결국은 평생 이뇨제를 먹으려하는 증례도 있어서 참으로 안타까워했던 기억이 납니다.

　염증은 계속 진행되므로 적어도 6개월~1년 간격으로 염증검사(피 채취)를 하여 염증이 재발하였는지 확인한 후 반드시 염증 수치를 정상으로 만들기 위한 염증치료를 하여야 고혈압을 예방합니다.

　※ 피 염증(암 염증 포함) 검사는 비급여입니다.

【신하○ 환자의 증례】

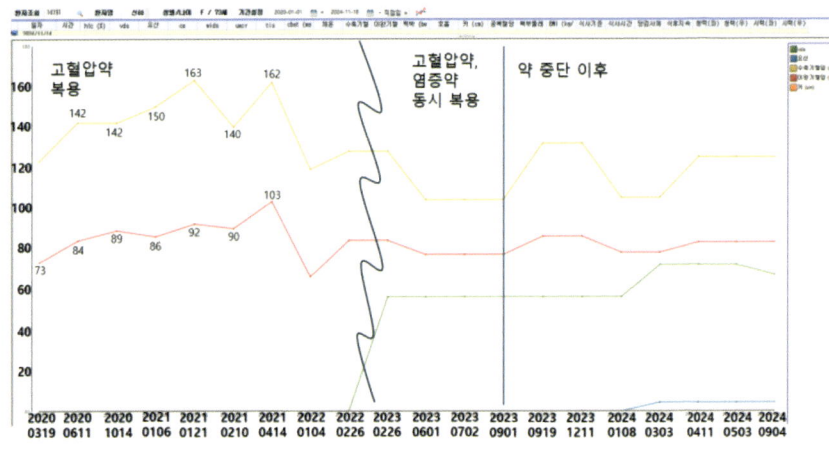

2021년에서 2023년 9월까지 수축기혈압(노란색)이 160에서 140이었고 이완기혈압(빨간색)이 90에서 100사이로 높게 유지되었다가 2023년 1월부터 9개월 간 염증 치료를 한 후 2023년 9월부터 혈압이 정상으로 유지되었습니다.

당뇨 완치 증례

당뇨는 혈액에 당이 높아서 소변으로 당이 배설되는 병으로 기운 없음, 다음, 다갈, 다뇨(야간 소변), 체중 감소 등의 증상이 있습니다.

공복 혈당시 126이상 수치이고 당화혈색소 검사상 6.5 이상인 경우부터 당뇨 진단이 내려져 치료를 시작하게 되는데 약물 복용이 가능한 당뇨와 반드시 주사를 맞아야 하는 당뇨로 구분이 됩니다.

그런데 당뇨의 원인은 췌장 염증으로 인해 인슐린 분비가 저하됨으로써 유발되는 경우와 간 염증으로 인하여 당수치가 올라가는 경우가 있습니다. 혈중 당 수치가 올라가면 혈색소와 결합하여 당화혈색소가 상승하게 되는데 기타 다른 염증세포가 높아도 올라갈 수 있으므로 염증 치료를 하여야 당 조절이 잘 되며 정상으로 회복될 수 있으므로 당뇨약을 먹으면서 동시에 염증치료를 하면 서서히 정상으로 돌아옵니다.

염증 회복에는 1~5년 걸리므로 인내심을 갖고 염증치료를 꾸준히 하면서 당화혈색소를 추적, 관찰하여 당뇨약을 서서히 줄이며 정상시에 끊고 2개월에 한 번씩 당화혈색소를 체크하여 염증약과 당뇨약을 조절해야 합니다. 완치된 후 2개월 간격으로 당화혈색소 검사를 하면서 6 이상 되면 염증약을 먹고 5.5까지 낮춥니다. 그리고 6개월 간격으로 다른 장기의 염증 검사를 시행하고 1~2년 간격으로 암 표지자 검사를 하여 이상 소견 시에 염증약을 복용하여 정상 회복시켜야 암이 예방됩니다.

※ 피 염증(암 염증 포함) 검사는 비급여입니다

【유종○ 환자의 증례】

환자정보	24	유종●	F/64세	1960-01-10

오른쪽 클릭 : 결과입력 보기 ☑ 그래프 2021-03-01 ~ 2024-11-14

- 2024/02/20

사용자코드명	결과	HL	UNI	참고치	보고일
헤모글로빈 A1C-[화…	6	H	%	0 ~ 5.5	2024/02/20

- 2023/12/11

사용자코드명	결과	HL	UNI	참고치	보고일
헤모글로빈 A1C-[화…	6.6	H	%	0 ~ 5.5	2023/12/11

환자정보	24	유종●	F/64세	1960-01-10

오른쪽 클릭 : 결과입력 보기 ☑ 그래프 2021-03-01 ~ 2024-11-14

- 2024/08/27

사용자코드명	결과	HL	UNI	참고치	보고일
헤모글로빈 A1C-[화…	5.5		%	0 ~ 5.5	2024/08/27

유종○ 환자의 경우 2023년 12월 11일부터 당화혈색소가 높아 당뇨약을 한 알씩 먹다가 2024년 2월부터 6개월 간 염증 약을 꾸준히 먹으면서 당화혈색소가 6에서 7.2까지 오르락 내리락 하다가 2024년 8월 27

일 5.5 정상이 되었습니다. 그때부터 당뇨약을 끊고 2개월마다 당화혈색소를 재서 6이 넘으면 염증약을 1~2개월 먹고 5.6으로 낮춥니다. 그래서 2개월마다 당화혈색소를 측정하여 6 이상이면 5.6을 목표로 1~2개월간 염증약을 복용합니다.

【이창○ 환자의 증례】

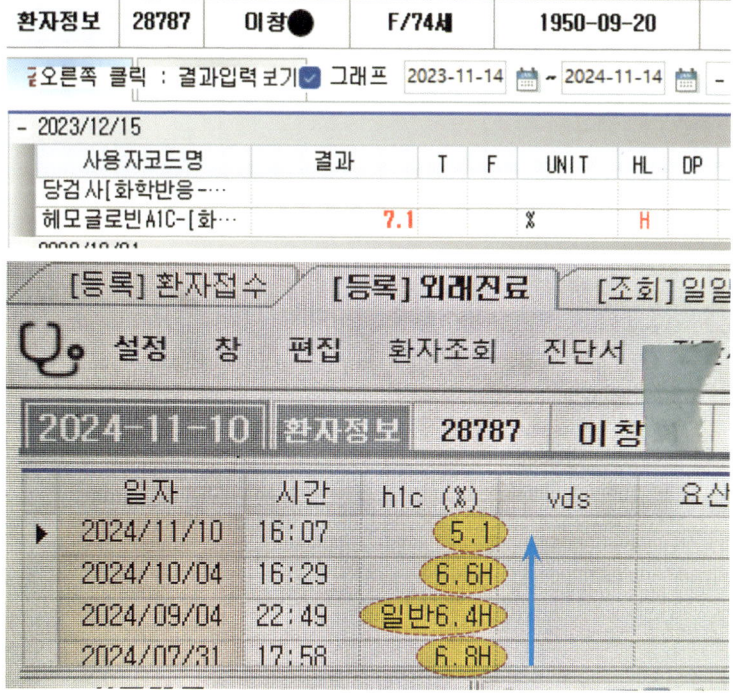

이창○ 환자의 경우 2023년 12월 15일 측정치가 7.1로 높아서 당뇨약과 염증약을 동시에 먹는 중에 드디어 2024년 11월 10일에 당화혈색소가 5.1이 되어 당뇨약을 끊고 2개월마다 당화혈색소 검사를 하면서 예방 단계로 들어 갔습니다.

후두결절 완치 증례

정영○ 환자는 2007년 11월경 목소리가 안 나와 본 의원에 내원하였는데, 염증 치료 후 목소리가 정상으로 회복되었지만 명치 통증으로 인하여 다시 내시경을 하게 되었습니다. 환자에 따르면 2005

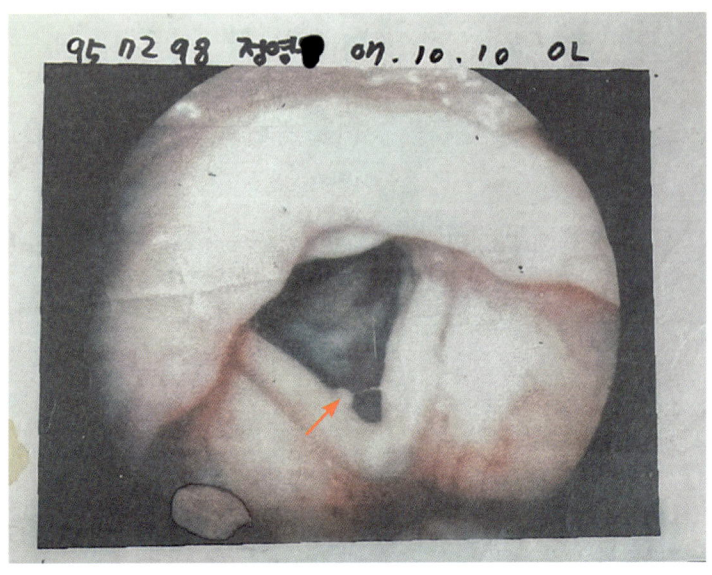

년경 후두결절로 타 병원에서 레이저로 결절을 없앤 후 2년 동안 잘 지내다가 2007년 10월 후두경 촬영 상 후두결절이 재발하였지만 해당 병원에서는 다시 레이저 치료를 해주지 않았다고 합니다.

내시경 검사 시 결절이 얼마나 커졌는지 알아 보기 위해 사진을 찍으니, 염증 치료 후 후두에서는 내시경 상으로 결절이 사라진 걸 볼 수 있었습니다. 결론적으로 후두결절은 염증 치료로 완치가 가능하지만, 이것도 염증이기 때문에 또 재발할 수 있으므로 2, 3년마다 후두 촬영을 하여 검사하고 염증 치료로 재발을 예방합니다.

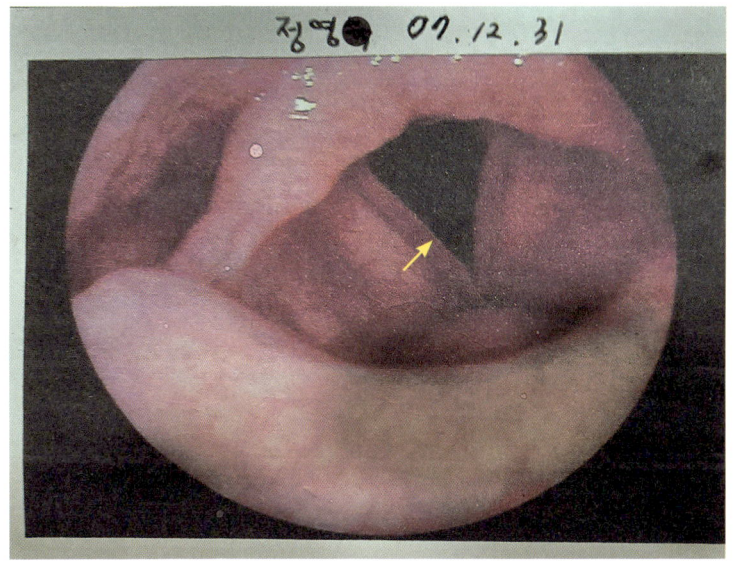

빈혈 완치 증례

    빈혈의 원인은 여러 가지가 있는데 여기에서는 만성 염증의 경우만 설명하겠습니다. 만성 염증인데 만성 염증은 비염, 부비동염 등의 호흡기 염증과 기생충의 소화기 염증, 당화혈색소 상승으로 인한 당뇨 염증 등이 있습니다. 그런데 이중에서 기생충 염증에 의한 빈혈이 가장 흔하므로 기생충 약 처방을 하여 복용 후 빈혈 정상을 확인합니다.

    염증이 재발될 수 있으므로 1년에 한 번씩 기생충 검사를 하여 계속 기생충 염증 치료를 하면서 예방하여야 합니다.

    ※ 염증 검사(혈액 체취, 4가지 기생충 검사 포함)는 비급여입니다.

【김유○ 환자의 임상 증례】

| 2021-01-18 | 120003 | 김유● | | 680330-2 | 여 | 52 | 1 |

순번	보험코드	검사명	결과	참고치
12	D4902023	25-(OH) Vitamin D	23.5	결핍 <20.0 부족 20.
13	D0022003	Eosinophil count	160	50-500
14	D0002053	Hemoglobin	9.9	성인 여 12.0-16.0
15	D0002043	Hct	31.2	성인 여 36.0-48.0
16	D0002013	WBC	2.6	성인 4.0-10.0
17	D0002033	RBC	3.70	성인 여 4.00-5.40
18	D0002073	Platelet	374	성인 130-400
19		MCV	84.3	성인 여 79.0-95.0
20		MCH	26.8	성인 여 26.0-32.0

김유○ 환자의 경우 2021년 1월 18일 hb(헤모글로빈)/hct(헤마토크리트)가 9.9/31.2이었는데, 치료 후 2021년 2월 1일에는 10.6/35으로 증가되었습니다.

| 2021-02-01 | 120014 | 김유● | | 680330-2 | 여 | 52 |

순번	보험코드	검사명	결과	참고치
6	D4902023	25-(OH) Vitamin D	31.2	결핍 <20.0 부족 20.
7	D0002053	Hemoglobin	10.6	성인 여 12.0-16.0
8	D0002043	Hct	35.0	성인 여 36.0-48.0
9	D0002013	WBC	2.5	성인 4.0-10.0
10	D0002033	RBC	4.17	성인 여 4.00-5.40
11	D0002073	Platelet	397	성인 130-400
12		MCV	83.9	성인 여 79.0-95.0

| 2021-07-10 | 121415 | 김유● | | 680330-2 | 여 | 53 |

순번	보험코드	검사명	결과	참고치
11	D1920003	Ammonia	49	성인 11-32
12	D4902023	25-(OH) Vitamin D	38.2	결핍 <20.0 부족 20.
13	D0022003	Eosinophil count	420	50-500
14	D0002053	Hemoglobin	11.6	성인 여 12.0-16.0
15	D0002043	Hct	35.9	성인 여 36.0-48.0
16	D0002013	WBC	5.2	성인 4.0-10.0
17	D0002033	RBC	4.48	성인 여 4.00-5.40
18	D0002073	Platelet	396	성인 130-400
19		MCV	80.1	성인 여 79.0-95.0
20		MCH	25.9	성인 여 26.0-32.0

| 2021-10-05 | 120011 | 김유● | | 680330-2 | 여 | 53 |

순번	보험코드	검사명	결과	참고치

2021년 7월 10일에는 11.6/35.9로 나타났으며, 2021년 10월 5일에는 13.6/42.3으로 정상 확인되었습니다. 그렇지만 재발할 수 있으므로 1내지 2년마다 추적 빈혈 검사를 하여 수치가 다시 감소하면 염증약을 복용합니다.

11	D5833003	ASO 정량	194	성인 17세 이상 ≤200
12	D0113003	CRP 정량	4.02	<0.5
13	D4902023	25-(OH) Vitamin D	47.5	결핍 <20.0 부족 20.
14	D0022003	Eosinophil count	10	50-500
15	D0002053	Hemoglobin	13.6	성인 여 12.0-16.0
16	D0002043	Hct	42.3	성인 여 36.0-48.0
17	D0002013	WBC	9.2	성인 4.0-10.0

【이승○ 환자의 임상 증례】

자정보	30888	이승●	F/51세	1973-03-20			

사용자코드명	결과	UNIT	HL	참고치	보고일
BAS	0.5 %			0 ~ 2	2024/10/13
일반혈액검사(CBC)-[혈구세포-장비측정]_혈색소[광전…	9.8 g/dL		L	12 ~ 16	2024/10/13
일반혈액검사(CBC)-[혈구세포-장비측정]_헤마토크리트	28.0 %		L	36 ~ 48	2024/10/13
일반혈액검사(CBC)-[혈구세포-장비측정]_적혈구수	4.17 Mil/uL			4 ~ 5.4	2024/10/13
CV	67.2 fL		L	79 ~ 95	2024/10/13
ch	23.5 pg		L	26 ~ 32	2024/10/13

이승○ 환자의 경우 2024년 10월 13일 hb(헤모글로빈)/hct(헤마토크리트) 9.8/28이었는데, 치료 후 2024년 11월 2일에는 13.1/36.9으로 정상 확인되었습니다.

	결과			참고치	보고일
BAS	0.7 %			0 ~ 2	2024/11/02
반혈액검사(CBC)-[혈구세포-장비측정]_혈색소[광전…	13.1 g/dL			12 ~ 16	2024/11/02
반혈액검사(CBC)-[혈구세포-장비측정]_헤마토크리트	36.9 %			36 ~ 48	2024/11/02
반혈액검사(CBC)-[혈구세포-장비측정]_적혈구수	5.13 Mil/uL			4 ~ 5.4	2024/11/02
CV	72.0 fL		L	79 ~ 95	2024/11/02
ch	25.6 pg		L	26 ~ 32	2024/11/02
chc	35.5 %		H	30 ~ 35	2024/11/02

【최경○ 환자의 임상 증례】

환자정보	22300	최경●	F/51세	1973-08-18	

| 검사결과 | 일자별 전체보기 | 오른쪽 클릭 : 결과입력 | ☑ 그래프 | 2023-11-15 ~ 2024-11-15 |

EOS		0.9	%	L	1 ~ 6	2024/01/11
BAS		0.2	%		0 ~ 2	2024/01/11
일반혈액검사(CBC)…		10.1	g/dL	L	12 ~ 16	
일반혈액검사(CBC)…		29.7	%	L	36 ~ 48	2024/01/11
일반혈액검사(CBC)…		2.75	Mil/uL	L	4 ~ 5.4	2024/01/11

최경○ 환자의 경우 hb(헤모글로빈)/hct(헤마토크리트) 수치가 2024년 1월 11일에는 10.1/29.7이었는데, 치료 후 24년 2월 22일에는 13.8/41.2로 증가하였으며, 2024년 8월 6일에는 14.2/40.7로 정상 확인되었습니다.

EOS	0.3	%	L	1 ~ 6	2024/02/22
BAS	0.2	%		0 ~ 2	2024/02/22
일반혈액검사(CBC)…	13.8	g/dL		12 ~ 16	
일반혈액검사(CBC)…	41.2	%		36 ~ 48	2024/02/22
일반혈액검사(CBC)…	3.97	Mil/uL		4 ~ 5.4	2024/02/22
EOS	0.4	%	L	1 ~ 6	2024/08/06
BAS	0.0	%		0 ~ 2	2024/08/06
일반혈액검사(CBC)…	14.2	g/dL		12 ~ 16	
일반혈액검사(CBC)…	40.7	%		36 ~ 48	2024/08/06
일반혈액검사(CBC)…	4.04	Mil/uL		4 ~ 5.4	2024/08/06

【이지○ 환자의 임상 증례】

사용자코드명	결과	HL	UNIT	참고치	보고일
EOS	1.7		%	1 ~ 6	2023/09/24
BAS	0.1		%	0 ~ 2	2023/09/24
일반혈액검사(CBC)-[혈구세포-장비측정]_혈색소…	10.9	L	g/dL	12 ~ 16	2023/09/24
일반혈액검사(CBC)-[혈구세포-장비측정]_헤마토…	31.8	L	%	36 ~ 48	2023/09/24
일반혈액검사(CBC)-[혈구세포-장비측정]_적혈구수	3.68	L	Mil/uL	4 ~ 5.4	2023/09/24
MCV	86.4		fL	79 ~ 95	2023/09/24
mch	29.5		pg	26 ~ 32	2023/09/24
mchc	34.2		%	30 ~ 35	2023/09/24

이지○ 환자의 경우 23년 9월 24일에 hb(헤모글로빈)/hct(헤마토크리트)가 10.9/31.8이었는데, 치료 후 2024년 3월 15일에는 12.8/38.4으로 정상 확인되었습니다.

BAS	0.0		%	0 ~ 2	2024/03/15
일반혈액검사(CBC)-[혈구세포-장비측정]_혈색소…	12.8		g/dL	12 ~ 16	2024/03/15
일반혈액검사(CBC)-[혈구세포-장비측정]_헤마토…	38.4		%	36 ~ 48	2024/03/15
일반혈액검사(CBC)-[혈구세포-장비측정]_적혈구수	4.07		Mil/uL	4 ~ 5.4	2024/03/15
MCV	94.3		fL	79 ~ 95	2024/03/15
mch	31.6		pg	26 ~ 32	2024/03/15

통풍 완치 증례

　통풍은 요산 수치가 높아지면서 요산이 관절에 침착하여 극심한 통증(엄지발가락 옆 등 기타 다른 관절)을 유발하는 병으로, 현재는 요산 수치를 떨어뜨리는 약물과 통증을 예방하는 콜키신을 평생 동안 먹어야 하는 병으로 알고 있습니다.

　단백질이 대사되면서 요산 수치가 높아지므로 단백질 음식을 제한하고, 간 기능이 나빠져서 요산이 증가하므로 간 염증을 초래하는 알코올을 절제하면서 약물을 복용하게 됩니다.

　그런데 염증 치료를 하지 않고 요산 떨어뜨리는 약(자이로릭)과 콜키신만 복용하면 통증이 심해지거나 악화되므로 염증을 치료하는 게 우선입니다. 염증 치료를 완료하면 요산이 정상으로 돌아오므로 서서히 약을 끊고 통증이 유발하지 않도록 예방하면 통풍약을 완전히 끊을 수 있습니다. 그래서 6개월~1년 간격으로 염증 검사(피 채취)를 해서 치료하여 염증 수치를 정상으로 만듦으로써 통풍을 예방할 수 있습니다.

　※ 피 염증(암 염증 포함) 검사는 급여＋비급여입니다.

【지기○ 환자의 증례】

접수일	접수번호	성명	차트번호	주민등록번호	성별	나이
2021-01-29	120003	지기●		500318-1	남	70

순번	보험코드	검사명	결과	참고치
1	D1860003	AST	16	남 <40
2	D1850003	ALT	13	남 <41
3	D1890003	r-GTP	31	남 10-71
4	D2310003	Uric acid	9.3	남 3.4-7.0

지기○ 환자의 경우 2021년 2월 3일 감사 결과 요산(uric acid) 수치가 9.3으로 높았는데, 염증 치료 후 2024년 11월 17일 검사 결과 요산 수치가 1.8로 정상으로 돌아왔습니다.

환자정보	10881	지기●	M/74세	1950-03-18	

검사결과 오른쪽 클릭 : 결과입력 ☑ 그래프 2020-01-01 ~ 2024-11-18 - 직접입력

2024/11/17				
일반혈액검사(CBC)…	13.2	%		11.5 ~ 14.5
일반혈액검사(CBC)…	15.8	%		9.7 ~ 18.5
일반혈액검사(CBC)…	262	Thous/uL		130 ~ 400
AST (SGOT) [화학…	24	U/L		0 ~ 49
ALT (SGPT) [화학…	15	U/L		0 ~ 49
γ-GTP [화학반응-…	16	U/L		9 ~ 64
알칼리포스파타제 […	39	U/L	L	43 ~ 115
크레아티닌 [화학반…	0.98	mg/dL		0.67 ~ 1.17
C-반응성단백-[정…	0.02	mg/dL		0 ~ 0.5
ASO검사-[정밀면역…	12.4	IU/ml		0 ~ 200
소화기관 효소-[화…	77	U/L		22 ~ 80
소화기관 효소[화…	53.9	U/L		0 ~ 66
요산[화학반응-장…	1.8	mg/dl	L	3.5 ~ 5.9

【최경○ 환자의 증례】

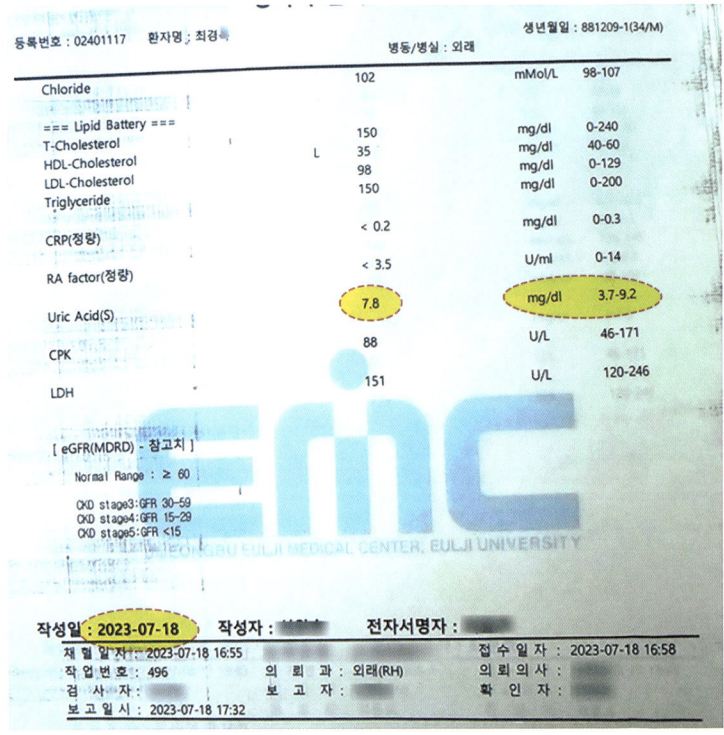

최경○ 환자의 경우 2023년 7월 18일 검사 결과 요산(uric acid) 수치가 7.8로 높았으나, 염증 치료 후 2023년 9월 22일에는 수치가 4.5로 정상 회복되었습니다.

환자정보		1315			최경⬛			

검사결과 | 일자별 전체보기

2023/09/22

사용자코드명	결과	T	F	UNIT	HL	DP	참고치
일반혈액검사(CBC)…	13.5			%			11.5 ~ 14.5
일반혈액검사(CBC)…	16.0			%			9.7 ~ 18.5
일반혈액검사(CBC)…	385			Thous/uL			130 ~ 400
AST (SGOT) [화학…	27			U/L			0 ~ 49
ALT (SGPT) [화학…	41			U/L			0 ~ 49
γ-GTP [화학반응-…	38			U/L			9 ~ 64
요소질소[NPN포함]…	8.2			mg/dL			8 ~ 20
크레아티닌[화학반…	**0.40**			mg/dL	L		0.67 ~ 1.17
C-반응성단백-[정…	0.01			mg/dL			0 ~ 0.5
ASO검사-[정밀면역	199.0			IU/ml			0 ~ 200
칼슘[화학반응-장…	**8.1**			mg/dL	L		8.8 ~ 10.6
소화기관 효소[화…	34			U/L			22 ~ 80
소화기관 효소[화…	21.0			U/L			0 ~ 66
요산[화학반응-장…	**4.5**			mg/dl			3.5 ~ 5.9

혈소판 감소/증가 완치 증례

혈소판 감소나 증가는 가장 흔한 원인 중 하나가 간 염증일 수 있으므로 간 염증 약으로 치료한 후 정상 확인합니다. 검사 후 정상이 되더라도 기생충 검사를 하여 기생충 항체 수치가 떨어지는 것까지 반드시 확인하는 것이 중요합니다. 간암의 예후와도 연관이 있습니다. 혈소판 감소시 출혈이 잘 멈추지 않거나 멍이 잘 드는 증상이 있을 수 있습니다.

【김장○ 환자의 증례】

김장○ 환자의 경우 2023년 8월 25일에 혈소판 수치가 9만5천이었는데 염증약을 복용한 후 2023년 12월 25에는 25만8천으로 정상 회복되었습니다. 약 10개월 후인 2024년 10월 31에도 21만 2천으로 정상입니다.

환자정보	9413	김장●	M/64세	1960-10-29			
검사결과	일자별 전체보기	오른쪽 클릭 : 결과입력	☑ 그래프	2023-07-01 ~ 2024-01-24		- 직접입력	
사용자코드명			결과	UNIT	HL	참고치	보고일
LYM			37.5 %			17 ~ 46	2023/10/18
MON			8.3 %		H	2 ~ 8	2023/10/18
NEU			49.3 %			38 ~ 78	2023/10/18
EOS			4.8 %			1 ~ 6	2023/10/18
BAS			0.1 %			0 ~ 2	2023/10/18
일반혈액검사(CBC)-[혈구세포-장비측정]_혈색소…			14.4 g/dL			13 ~ 17	2023/10/18
일반혈액검사(CBC)-[혈구세포-장비측정]_헤마토…			41.6 %			39 ~ 52	2023/10/18
일반혈액검사(CBC)-[혈구세포-장비측정]_적혈구수			4.56 Mil/uL			4.2 ~ 6.3	2023/10/18
MCV			91.2 fL			81 ~ 96	2023/10/18
mch			31.6 pg			27 ~ 33	2023/10/18
mchc			34.6 %			30 ~ 35	2023/10/18
일반혈액검사(CBC)-[혈구세포-장비측정]_적혈구…			12.3 %			11.5 ~ 14.5	2023/10/18
일반혈액검사(CBC)-[혈구세포-장비측정]_혈소판…			16.7 %			9.7 ~ 18.5	2023/10/18
일반혈액검사(CBC)-[혈구세포-장비측정]_혈소판수			195 Thous/uL			130 ~ 400	2023/10/18
LYM			37.6 %			17 ~ 46	2023/12/25
MON			7.6 %			2 ~ 8	2023/12/25
NEU			49.7 %			38 ~ 78	2023/12/25
EOS			4.9 %			1 ~ 6	2023/12/25
BAS			0.2 %			0 ~ 2	2023/12/25
일반혈액검사(CBC)-[혈구세포-장비측정]_혈색소…			13.0 g/dL			13 ~ 17	2023/12/25
일반혈액검사(CBC)-[혈구세포-장비측정]_헤마토…			37.8 %		L	39 ~ 52	2023/12/25
일반혈액검사(CBC)-[혈구세포-장비측정]_적혈구수			4.07 Mil/uL		L	4.2 ~ 6.3	2023/12/25
MCV			92.9 fL			81 ~ 96	2023/12/25
mch			32.0 pg			27 ~ 33	2023/12/25
mchc			34.4 %			30 ~ 35	2023/12/25
일반혈액검사(CBC)-[혈구세포-장비측정]_적혈구…			12.7 %			11.5 ~ 14.5	2023/12/25
일반혈액검사(CBC)-[혈구세포-장비측정]_혈소판…			16.5 %			9.7 ~ 18.5	2023/12/25
일반혈액검사(CBC)-[혈구세포-장비측정]_혈소판수			258 Thous/uL			130 ~ 400	2023/12/25

| 환자정보 | 9413 | 김장● | M/64세 | 1960-10-29 | | |

검사결과 | 일자별 전체보기 | 오른쪽 클릭 : 결과입력 | ☑ 그래프 2023-07-01 ~ 2024-11-14 | - 직접입력

사용자코드명	결과	UNIT	HL	참고치	보고일
일반혈액검사(CBC)-[혈구세포-장비측정]_혈색소…	14.5	g/dL		13 ~ 17	
일반혈액검사(CBC)-[혈구세포-장비측정]_헤마토…	37.3	%	L	39 ~ 52	2024/10/31
일반혈액검사(CBC)-[혈구세포-장비측정]_적혈구수	4.58	Mil/uL		4.2 ~ 6.3	2024/10/31
MCV	81.5	fL		81 ~ 96	2024/10/31
mch	31.8	pg		27 ~ 33	2024/10/31
mchc	38.9	%	H	30 ~ 35	2024/10/31
일반혈액검사(CBC)-[혈구세포-장비측정]_적혈구…	13.0	%		11.5 ~ 14.5	2024/10/31
일반혈액검사(CBC)-[혈구세포-장비측정]_혈소판…	16.1	%		9.7 ~ 18.5	2024/10/31
일반혈액검사(CBC)-[혈구세포-장비측정]_혈소판수	212	Thous/uL		130 ~ 400	2024/10/31

콩팥(신)기능 저하 완치 증례

    콩팥 기능 저하에는 고혈압이나 당뇨가 오래 진행될 때 오는 만성 콩팥기능 저하와 탈수와 염증으로 인한 급성 신기능 저하가 있습니다.

    평소에 염증 검사를 하면서 급성 신기능 저하가 발견되면 즉시 염증 치료를 하여 콩팥 기능이 정상되는 것을 확인하여야 합니다. 치료를 하지 않고 그대로 방치하면서 검사만 정기적으로 시행하는 경우 만성 신기능 저하로 진행되어 만성 신부전이 되면 투석 치료와 신장 이식을 하게 될 수도 있습니다.

    염증의 원인으로 세균성과 기생충이 있으므로 항생제와 기생충약을 복용하여 반드시 정상으로 회복되는 것을 확인하여야 합니다. 정상이 된 이후에도 다시 염증이 재발할 수 있으므로 6개월~1년 간격으로 염증 검사를 시행하면서 예방하여야 합니다.

    콩팥 기능 검사는 혈액에 있는 크레아티닌 수치가 상승하면 콩팥 기능이 저하되는 것으로써 알 수 있습니다.

【이창○ 환자의 증례】

| 환자정보 | 28787 | 이창● | F/74세 | 1950-09-20 | |

사용자코드명	결과	T	F	UNIT	HL	DP	참고치	보고일
AST (SGOT) [화학…	16			U/L			0 ~ 34	2023/04/26
ALT (SGPT) [화학…	43			U/L	H		0 ~ 34	2023/04/26
γ-GTP [화학반응–…	34			U/L			9 ~ 64	2023/04/26
요소질소[NPN포함]…	36.3			mg/dL	H		8 ~ 20	2023/04/26
크레아티닌[화학반…	1.95			mg/dL	H		0.51 ~ 0.95	2023/04/26

이창○ 환자의 경우 2023년 4월 26일에 크레아티닌이 1.95로 높고 크레아티닌 청소율(=콩팥 기능)이 28(정상인은 100)로 낮았으나, 염증 치료 후 2023년 7월 24일에 크레아티닌이 0.96으로 낮아지고, 크레아티닌 청소율(=콩팥 기능)은 52로 호전되었습니다.

AST (SGOT) [화학…	17			U/L			0 ~ 34	2023/07/24
ALT (SGPT) [화학…	11			U/L			0 ~ 34	2023/07/24
γ-GTP [화학반응–…	36			U/L			9 ~ 64	2023/07/24
요소질소[NPN포함]…	13.1			mg/dL			8 ~ 20	2023/07/24
크레아티닌[화학반…	0.96			mg/dL	H		0.51 ~ 0.95	2023/07/24

추가로 염증치료를 하고 나서 2023년 9월 6일에 크레아티닌이 0.62, 크레아티닌 청소율 100으로 정상으로 돌아왔습니다.

AST (SGOT) [화학…	21			U/L			0 ~ 34	2023/09/06
ALT (SGPT) [화학…	18			U/L			0 ~ 34	2023/09/06
γ-GTP [화학반응–…	38			U/L			9 ~ 64	2023/09/06
요소질소[NPN포함]…	15.1			mg/dL			8 ~ 20	2023/09/06
크레아티닌[화학반…	0.62			mg/dL			0.51 ~ 0.95	2023/09/06

※ 참고: 크레아티닌 청소율(=콩팥 기능)은 정상인 100을 기준으로 계산합니다. 크레아티닌이 증가하면 청소율은 100보다 낮게 계산되고, 콩팥 기능이 정상인 100으로 했을 때 100보다 감소한 만큼 콩팥 기능이 감소하는 것입니다.

【이화○ 환자의 증례】

접수일	접수번호	성명	챠트번호	주민등록번호	성별	나이
2021-06-11	120006	이화●		730810-2	여	47

순번	보험코드	검사명	결과	참고치
1	D1860003	AST	42	여 <32
2	D1850003	ALT	23	여 <33
3	D1890003	r-GTP	17	여 6-42
4	D2300003	BUN	21.7	18-60세 6-20
5	D2280003	Creatinine (S) 크레아티닌	1.06	여 0.50-0.90

이화○ 환자의 경우 2021년 6월 10일에 크레아티닌 수치가 1.06으로 높게 나와서, 크레아티닌 청소율(=콩팥 기능)은 72(정상인은 100)로 낮았으나, 염증 치료 후 2021년 9월 24일에는 크레아티닌 0.7, 크레아티닌 청소율 100으로 정상 회복되었습니다.

접수일	접수번호	성명	챠트번호	주민등록번호	성별	나이
2021-09-23	120009	이화●		730810-2	여	48

순번	보험코드	검사명	결과	참고치
1	D1860003	AST	25	여 <32
2	D1850003	ALT	21	여 <33
3	D1890003	r-GTP	14	여 6-42
4	D2300003	BUN	13.7	18-60세 6-20
5	D2280003	Creatinine (S) 크레아티닌	0.70	여 0.50-0.90

암표지자 상승 시 염증 치료 후 정상화 증례

암 예방

암 통증은 몹시 괴로운 증상인데, 통증이란 염증 반응의 결과이기에 결국 암의 원인은 염증입니다. 외부 침입자 세균이나 바이러스, 플라즈마, 기생충 등의 우리 몸에 침투했을 때 혈액에 존재하는 백혈구에서 분비되는 물질이 통증을 유발하게 됩니다.

염증을 알아내려면 피검사 정보를 통하여 세균이냐 바이러스냐 플라즈마냐 기생충이냐를 결정해야 됩니다. 따라서 항생제나 바이러스약과 기생충약을 복용한 후 피검사 염증 결과가 정상이 되는 것을 확인해야 합니다.

치료 결과 정상이 되었다 하더라도 우리 몸의 열려 있는 피부(땀구멍, 두피), 코, 입, 귀, 눈, 요로, 질, 항문 기관 등으로 외부 침입자가 언제나 침투하여 감염을 일으킬 수 있으므로 1년에 한 번 혈액 염증검사로 염증 수치가 다시 증가했는지 확인하여야 합니다.

증상이 있을 때에는 반드시 혈액 염증검사를 하여야만 합니다. 그래야 증상이 사라지더라도 염증 반응이 계속되어 암 염증으로 진행되는 것을 예방할 수 있습니다.

혈액 염증 검사 중 간암 표지자, 췌장암 표지자, 대장암 표지자, 난소암 표지자, 유방암 표지자, 폐암 표지자, 피부암 표지자, 위암 표지자, 전립선암 표지자 등이 중요 장기 표지자인데, 표지자의 수치를 1년에 한 번 체크하여 수치가 높을 경우 항생제나 항바이러스, 기생충약을 복용한 후 정상으로 돌아오는지 확인하여야 합니다.

암 치료

항암제 치료를 하면서 혈액 염증 검사를 하여 검사 결과에 따른 표적 장기암(간, 췌장, 대장, 난소, 유방, 전립선, 피부, 폐, 위)과 전이 장기 염증 치료(항생제, 항바이러스, 기생충약)를 동시에 실행하고 동시에 장기 보존 치료 요법(비급여 영양 수액제)을 병행하면 항암 치료로 인한 부작용을 최소화 시킬 수 있습니다.

장기 보존 치료 요법에는 비타민 C 고용량, 간 효소 개선 비급여 영양제, 신경 회복 영양제, 혈액 순환 개선 영양제 등이 있습니다.

【간암 표지자(αFP) 상승 증례 – 박종○ 환자의 증례】

환자정보	1535	박종●	M/58세	1966-09-15	

사용자코드명	결과	UNIT	HL	참고치	보고일
인슐린관련단백[정밀면역검사]_C-peptide	3.2	ng/mL		1.1 ~ 4.4	2024/10/08
위달검사	O (< 1:20)			< 1:160	2024/10/08
위달검사	H (< 1:20)			< 1:320	2024/10/08
N 정밀면역검사-바이러스항체(바이러스별)-IgG_SA…	Reactive :16.00	COI		Non-Reactive: < 1.00 * COI (Cutoff index)	2024/10/08
s항원 정밀면역검사-바이러스항체(바이러스별)-Ig…	Positive :555…	U/mL		Negative: < 0.80	2024/10/08

- 2024/04/26

사용자코드명	결과	UNIT	HL	참고치	보고일
알파피토프로틴-[정밀면역검사]_알파피토프로테인	9.92		H	0 ~ 9	2024/05/05

(간암 표지자)

2024년 5월 5일에 9.92로 간암 표지자(αFP, 알파피토프로테인)가 상승되어 있다가 간염증 치료 후 2024년 10월 28일에 5.5로 정상이 되었습니다.

환자정보	1535	박종●	M/58세	1966-09-15	

사용자코드명	결과	UNIT	HL	참고치	보고일
일반혈액검사(CBC)-[혈구세포-장비측정]_혈소판분…	16.6	%		9.7 ~ 18.5	2024/10/28
일반혈액검사(CBC)-[혈구세포-장비측정]_혈소판수	201	Thous/uL		130 ~ 400	2024/10/28
N 정밀면역검사-바이러스항체(바이러스별)-IgG_SA…	Reactive :13.30	COI		Non-Reactive: < 1.00 * COI (Cutoff index)	2024/10/30
s항원 정밀면역검사-바이러스항체(바이러스별)-Ig…	Positive :527…	U/mL		Negative: < 0.80	2024/10/30
알파피토프로틴-[정밀면역검사]_알파피토프로테인	5.50	ng/mL		0 ~ 9	2024/10/28

(간암 표지자)

【대장암 표지자(CEA) 상승 증례 - 김형○ 환자의 증례】

2023-02-08	120030	김형●	6418		남	68	1954-09-01	Serum

순번	보험코드	검사명	결과	참고치	단위	보고예정일자
22	D264203C	Cysticercus Ab(낭미충)(S)	Negative 0.50	Negative(<1.00)	Index	2023-02-09
23	D264207C	P.westermani Ab(폐흡충)(S)	Negative 0.13	Negative(<1.00)	Index	2023-02-09
24	D264209C	Sparganum Ab(스파르가눔)(S)	Negative 0.20	Negative(<1.00)	Index	2023-02-09
25	D264202C	C.sinensis Ab(간흡충)(S)	Negative 0.20	Negative(<1.00)	Index	2023-02-09
26	D587304C	M.pneumoniae IgG	Positive 2.70	Negative ≤0.90 B.,	Index	2023-02-09
27	D587409C	M.pneumoniae IgM	Negative 0.10	Negative ≤0.90 B.,	Index	2023-02-09
28	D2420023	AFP	5.5	≤7.0	ng/mL	2023-02-09
29	D4290003	CEA 대장암 표지자	7.1	≤3.8(흡연 ≤5.5)	ng/mL	2023-02-10

김형○ 환자의 경우 2023년 2월 8일에는 대장암 표지자(CEA)가 7.1로 높았는데 염증 약물 복용 후 2023년 9월 30일에는 3.98로 정상이 되었습니다.

환자정보	6418	김형●	M/70세	1954-09-01

검사결과 | 일자별 전체보기   오른쪽 클릭 : 결과입력   ☑ 그래프 2023-01-01 ~ 2024-11-15 - 직

사용자코드명	결과	T	F	UNIT	HL	DP	참고치	보고일
정밀면역검사-세균항체(균종별)-I…	Positive 3.68			Index			Negative ≤ 0.90 Borderline 0.91-1.09 Positive ≥ 1.10	2023/10/03
정밀면역검사-세균항체(균종별)-I…	Negative 0.09			Index			Negative ≤ 0.90 Borderline 0.91-1.09 Positive ≥ 1.10	2023/10/03
CA-19-9[정밀면역검사]	39.0			U/mL	H		0 ~ 35	2023/09/30
태아성암항원 [정밀면역검사] 대장암 표지자 (CEA)	3.98			ng/mL			0 ~ 5	2023/09/30

【췌장암 표지자(CA-19-9) 상승 증례 – 김형○ 환자의 증례】

환자정보	6418	김형●	M/70세	1954-09-01			
사용자코드명	결과	T	F	UNIT	HL	DP	참고치	보고일

사용자코드명	결과	T	F	UNIT	HL	DP	참고치	보고일
기생충항체(균종별…	Negative 0.46			Index			Negative(<1.00)	2023/10/03
정밀면역검사-세균…	Positive 3.68			Index			Negative ≤ 0.90 / Borderline 0.91-1.09 / Positive ≥ 1.10	2023/10/03
정밀면역검사-세균…	Negative 0.09			Index			Negative ≤ 0.90 / Borderline 0.91-1.09 / Positive ≥ 1.10	2023/10/03
CA-19-9[정밀면역]·췌장암 표지자	39.0			U/mL	H		0 ~ 35	2023/09/30

김형○ 환자의 경우 2023년 9월 30일 검사에서는 췌장암 표지자(CA-19-9)가 39로 높았는데 염증 약물 복용 후 2024년 1월 24일에는 29.6으로 정상 회복되었습니다.

환자정보	6418	김형●	M/70세	1954-09-01			

사용자코드명	결과	T	F	UNIT	HL	DP	참고치	보고일
Helicobacter pylo…	Negative 3.0			U/mL			Negative <8.0 / Equivocal 8.0-12.0 / Positive >12.0	2024/01/26
Helicobacter pylo…	Positive 2.00			U/mL			Negative <0.90 / Indeterminate 0.90-1.09 / Positive ≥ 1.10	2024/01/26
CA-19-9[정밀면역]·췌장암 표지자	29.6						0 ~ 35	2024/01/24

【난소암(CA-125), 유방암 표지자(Ca-15-3) 상승 증례 – 이창○ 환자의 증례】

환자정보	28787	이창●	F/74세		1950-09-20	

검사결과 | 일자별 전체보기 | 오른쪽 클릭 : 결과입력 | ☑ 그래프 2023-01-01 ~ 2024-11-14

사용자코드명	결과	T	F	UNIT	HL	DP	참고치	보고일
CA-72-4 [정밀면역…	< 1.5			U/mL			<6.9	2023/04/28
Cyfra 21-1(Cytoke…	1.7			ng/mL			<3.3	2023/04/28
CA-125[정밀면역검…난소암 표지자	64.9			U/mL	H		≤ 35	2023/04/28
정밀면역검사-A형…	Positive 9.22			S/CO			Negative <1.00	2023/05/13
일반면역검사-B형…	Negative						Negative	2023/05/13
일반면역검사-B형…	Negative						Negative	2023/05/13
일반면역검사-C형…	Negative 0.06			S/CO			Negative <1.00 Positive ≥1.00	2023/05/13

- 2023/04/24

사용자코드명	결과	T	F	UNIT	HL	DP	참고치	보고일
태아성암항원 [정…	3.2			ng/mL			≤3.8(흡연 ≤ 5.5)	2023/04/28
CA-15-3[정밀면역…유방암 표지자	29.50			U/mL	H		≤26.40	2023/04/28

이창○ 환자의 경우 2023년 4월 24일에는 유방암 표지자(CA-15-3)가 29.5로 높았는데 염증약 복용 후 2023년 11월 18일에 13.2로 정상이 되었습니다. 2023년 4월에 난소암 표지자(CA-125)는 64.9로 높았는데, 2023년 11월 8일에는 9.9로 정상으로 돌아왔습니다.

정밀면역검사-세균…	Negative 0.10		Index		Negative ≤ 0.90 Borderline 0.91 -1.09 Positive ≥ 1.10	2023/11/18
CA-15-3[정밀면역…유방암 표지자	13.2				0 ~ 23.5	2023/11/18
당검사[화학반응…						
CA-125[정밀면역검…난소암 표지자	9.9					2023/11/18
헤모글로빈A1C-[화…	6.8		%	H	0 ~ 5.5	2023/11/17

【피부암 표지자(SCC) 상승 증례 - 조천○ 환자의 증례】

2023-04-07   120346   조천●   27   남   61

순번	보험코드	검사명	결과	참고치
8	D2420023	AFP	5.7	≤7.0
9	D4290003	CEA	5.4	≤3.8(흡연 ≤5.5)
10	D4350003	CA19-9	14.6	<34
11	D4360003	CA72-4	34.8	<6.9
12	D4300033	PSA	0.704	<4.000
13	D4390003	SCC Ag 피부암 표지자	1.9	≤1.5

2023-10-23   120329   조천●   27   남   62

순번	보험코드	검사명	결과	참고치
6	D264209C	Sparganum Ab(스파르가눔XS)	Negative 0.05	Negative(<1.00)
7	D264202C	C.sinensis Ab(간흡충XS)	Negative 0.10	Negative(<1.00)
8	D587304C	M.pneumoniae IgG	Negative 0.78	Negative ≤0.90 B.,
9	D587409C	M.pneumoniae IgM	Negative 0.06	Negative ≤0.90 B.,
10	D4360003	CA72-4	7.8	<6.9
11	D4390003	SCC Ag 피부암 표지자	1.0	≤1.5

조천○ 환자의 경우 2023년 4월 15일에는 피부암 표지자(SCC)가 1.9로 높았었는데, 염증약 복용 후 2023년 10월 27일에는 1.0으로 정상이 되었습니다.

위암 표지자(CA72-4) 상승 증례

위암의 원인으로 헬리코박터 염증이 가장 흔히 알려져 있지만 아래 환자의 경우처럼 헬리코박터 위염은 없지만 위암 표지자가 높게 나온 경우도 있습니다. 이 환자는 위벽 보호제 복용 후 정상으로 돌아옴을 확인하였습니다. 이 경우처럼 위 점막 손상으로 인한 위궤양도 암 표지자 상승의 원인이 될 수 있습니다.

위궤양을 유발하는 원인에는 항생제나 진통제, 커피, 알콜, 차, 고추장 등 자극성이 있는 음식이 있습니다.

【위암 표지자(CA 2-4) 상승 증례 - 조천○ 환자의 증례】

2023-04-07	120346	조천●	27		남	61

순번	보험코드	검사명	결과	참고치
10	D4350003	CA19-9	14.6	<34
11	D4360003	CA72-4 (위암 표지자)	34.8	<6.9
12	D4300033	PSA	0.704	<4.000
13	D4390003	SCC Ag	1.9	≤1.5

조천○ 환자의 경우 2023년 4월 13일에는 34.8로 높았는데, 위 보호제 약을 복용 후 2023년 10월 27일에는 7.8로 낮아졌다가, 2024년 1월 29일에는 4.7로 정상이 되었습니다.

2023-10-23	120329	조천●	27		남	62

순번	보험코드	검사명	결과	참고치
9	D587409C	M.pneumoniae IgM	Negative 0.06	Negative ≤0.90 B..
10	D4360003	CA72-4 위암 표지자	7.8	<6.9
11	D4390003	SCC Ag	1.0	≤1.5

환자정보	27	조천●	M/63세	1961-08-21

검사결과 | 일자별 전체보기   오른쪽 클릭 : 결과입력 ☑ 그래프

사용자코드명	결과	UNIT	참고치	보고일	T	F	HL
기생충항체(균종별)-[정밀…	Nega…	Index	Negative(<1.00)	2024/01/29			
알파피토프로틴-[정밀면역…	2.90		0 ~ 9	2024/01/27			
CA-72-4 [정밀면역검사] 위암 표지자	4.7	U/mL	<6.9	2024/01/29			

코로나바이러스는 왜 생겼을까?

일반적인 의료는 염증 치료를 하지 않고 증상만 치료하므로 우리 몸에 있는 면역 글로불린이 외부 침입자에게 묶여 있어서 코로나바이러스를 이길 수가 없으니 코로나 폐렴이라는 질병이 유행할 수 있었습니다. 가장 쉬운 예로 노인에게 대상포진이 많은 이유는 염증치료를 하지 않고 나이 들어서 면역 기능이 떨어져 바이러스를 이겨내지 못하는 겁니다. 그러므로 면역 기능을 높이려면 항염증약을 복용하여야 합니다.

코로나 폐렴과 혈액 염증 검사 필요성에 관하여

코로나바이러스에 의해 급성 폐렴이 생기면 열이나 기침, 가래, 몸살, 오한 등 호흡기 증상이 나타나는 것이 대부분이지만 코로나 약물이 나와 코로나를 죽임으로써 바이러스들이 장으로 옮겨가 위장 증상이 나타날 수도 있습니다. 일례로 독감 환자가 발열과 위장 증상이 나타나 치료에 어려움을 겪기도 했습니다. 코로나 약을 먹지 못하는 50대 미만 환자들은 만성화하여 숨어 있다가 코로나바이러스가 다시 들어왔을 때 재발하여 전형적인 호흡기 증상이 아닌 위장 증상이 나타날 수도 있으니 주의해야 합니다. 초기에 급성 코로나 폐렴이 발병할 당시에도 환자가 만성적으로 장염 염증이 있는 걸 모르고 있었다면 위장 증상이 초기에 나타날 수도 있습니다.

코로나 팬데믹 시기에 생명에 위협이 될 정도로 코로나바이러스의 독성이 심했지만, 현재 예방접종으로 약독화되어 대수롭지 않은 증상으로 넘어가게 되었습니다. 하지만 여러 차례 재발하면서 몸에 만성 염증으로 기관지염 합병증으로 숨어있을 수 있습니다. 게다가 유행인 마이코플라스마 만성 기관지염까지 있으면 환자에 따라서 심하게 앓을 수 있습니다. 일본에서 연쇄상구균 패혈증으로 40대 미만 사상자가 수십 명 있었고, 중국에서 마이코플라스마 폐렴으로 수백 명이 사망하였던 것이 바로 그 증거입니다. 증상이 사라졌다 하여 병이 완전히 사라진 것이 아니고 폐렴의 가장 흔한 원인인 연쇄상구균, 마이코플라스마, 독감 바이러스 그리고 기타 그람음성 세균들이 폐에 만성 기관지염으로 겹침으로써 예상치 못한 결과가 초래된 것이었습니다.

그래서 코로나바이러스 치료와 예방을 위해서 병원이나 대학병원에서는 당연히 입원하여 혈액검사를 하게 됩니다. 필자와 같이 1차 의원으로 야간 10시까지 진료하는 야간 응급의원이다 보니 보건소에서 코로나 약을 먹어도 호전이 되지 않는 환자들을 보내고, 119에서 병원이나 대학병원으로 보내기 전에 본 야간의원으로 전원 의뢰를 해왔습니다. 따라서 코로나 검사와 혈액 검사를 병원이나 대학병원처럼 시행할 수밖에 없습니다. 다행히도 코로나 유행 시에 코로나 양성 환자들의 혈액검사를 무료로 시행한 바 국민에게 혜택을 주어 국민 건강과 생명 수호에 이바지한 바 있습니다. 게다가 병원과 대학병원 입원율을 줄여주니 의료보험 예산 절감에도 기여해 왔습니다.

혈액 염증 검사 후 염증 결과를 환자에게 알려 주고 염증 치료의 필요성을 전화나 문자로 전달하였습니다. 이러한 비대면 진료를 합법화하게 된 이유는 코로나바이러스 환자 격리 때문에 병원에 오지 않고 처방을 해주고 격리해야 하는 기간과 약물치료로 안 되는 경우에는 3차 항생제 혈관주사 필요성을 설명해주는 질병 정보 관리를 합법적으로 인정해주게 된 것입니다.

더 나아가 현재는 비대면 진료가 가능하여 전화나 SNS 문자로 질병 정보와 치료 방법을 알려주고 처방전까지 팩스를 통해 멀리 지방에까지 전달할 수 있게 되었습니다.

나가는 글

이제부터 시작이다

　고혈압, 당뇨, 통풍, 빈혈 환자들의 완치는 환자들이 염증검사에 동의하고 염증 치료약을 복용한 후 나온 결과입니다. 처음부터 교과서에 있는 염증 검사만을 40년간 실행하여 검사 결과에 따라 열심히 항생제와 기생충약, 바이러스약 처방을 하니, 어느날 당화혈색소가 5.5로 떨어지고 혈압이 정상으로 돌아왔습니다. 암 표지자도 염증약을 먹고 나니 정상으로 수치가 돌아왔습니다.

　필자가 의사면허 시험에 25살에 합격하고 40년이 걸렸습니다. 63세에 결과에 나왔으니 이제 부터 시작이라 생각합니다. 환자 증례가 점점 더 늘어나길 바라며, 다음 판을 기대해 봅니다.

참고서적

Harrison's Principles of Internal Medicine 21st Edition. McGraw Hill. Joseph Loscalzo, Anthony Fauci, Dennis Kasper, Stephen Hauser, Dan Longo, J. Larry Jameson, 2022.

1판 1쇄 인쇄 2025년 7월 21일
1판 1쇄 발행 2025년 7월 25일

지은이 유종옥
발행인 유종옥
펴낸 곳 유종출판사
등록번호 등록번호 제25100-2025-056호
주소 서울 성북구 삼선교로 14 2층 이화의원
전화 02-766-7524
e-mail cuipier@hanmail.net

ISBN 979-11-993688-0-4 93510

※ 이 책은 저작권법에 따라 보호받는 저작물이므로 무단전재와 무단복제를 금지하며, 이 책 내용의 전부 또는 일부를 이용하려면 반드시 저작권자와 유종출판사의 서면 동의를 받아야 합니다.